AF501295

DE LA LIBERTÉ

DE

LA PHARMACIE

PAR

ARTHUR MANGIN

Membre de la Société d'Économie politique,
Rédacteur du *Journal des Économistes*, etc.

PRIX : 1 FRANC

PARIS

F. SAVY, LIBRAIRE-ÉDITEUR,
24, RUE HAUTEFEUILLE.

1864

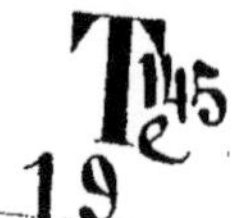

DE LA LIBERTÉ

DE LA PHARMACIE

Paris. — Typographie HENNUYER ET FILS, rue du Boulevard, 7.

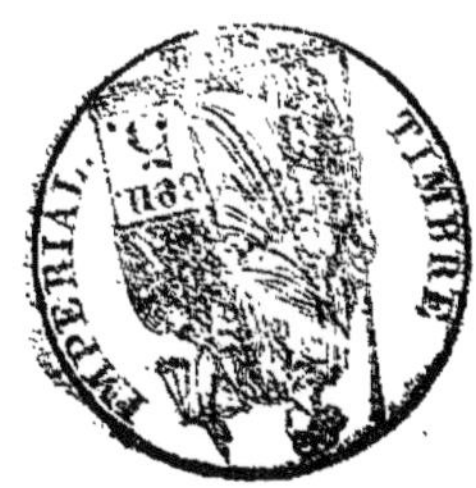

DE LA LIBERTÉ

DE

LA PHARMACIE

PAR

ARTHUR MANGIN

Membre de la Société d'Économie politique,
Rédacteur du *Journal des Économistes*, etc.

PARIS

F. SAVY, LIBRAIRE-ÉDITEUR,

24, RUE HAUTEFEUILLE.

1864

1864

DE LA LIBERTÉ
DE LA PHARMACIE

I

L'exercice de la pharmacie et l'enseignement pharmaceutique sont actuellement régis, chacun le sait, par un code particulier, ayant pour base la loi du 21 germinal an XI. Ce code reproduit, avec des modifications accommodées tant mal que bien à l'esprit de notre époque et aux principes de 89, les dispositions essentielles des anciens édits royaux, et notamment de celui de 1777.

L'Etat mis en possession des droits et prérogatives qui appartenaient jadis à la corporation, ou, comme on disait alors, au Collége des Apothicaires : voilà, au fond, tout ce qui distingue la nouvelle législation de l'ancienne. Du reste, la pharmacie est restée ce qu'elle était : une profession privilégiée, où ceux-là seuls ont accès qui ont largement payé leur droit d'admission, et subi, par-devant les maîtres de l'art, des examens destinés à prouver leur capacité. Les pharmaciens sont toujours seuls aptes *à ouvrir officine et laboratoire, à fabriquer, à vendre et débiter aucuns sels, compositions ou préparations entrantes au corps humain en forme de médicaments ; à faire mixtion de drogues simples pour administrer en forme de médecine.*

Par compensation à ce privilége et en échange des droits pécuniaires et des preuves de capacité dont j'ai parlé ci-dessus, ils sont, comme devant, soumis à une surveillance parfois tracassière, et assument une grave responsabilité. Les peines qu'ils peuvent encourir sont même assez nombreuses et assez sévères, pour qu'un savant pharmacien ait cru devoir, dans un ouvrage spécial, prémunir ses confrères contre les écueils judiciaires dont leur route est semée. Seulement, au lieu d'être justiciables de leurs pairs, c'est aux magistrats civils qu'ils ont à répondre de toute infraction aux règlements qui les concernent.

Bref, si l'on compare l'édit de 1777 à la loi de germinal complétée par ses annexes, on voit que celle-ci est plus minutieuse, qu'elle vise davantage à tout prévoir, à tout définir ; mais qu'elle n'offre pas au public de plus sûres garanties, et qu'elle est très-loin de faire aux pharmaciens une situation plus nette, plus indépendante et plus heureuse. L'édit de 1777 était en harmonie avec les institutions économiques de la vieille monarchie ; il constituait le Collége des Apothicaires d'après les mêmes principes que les autres corporations d'arts et métiers, en le plaçant seulement, et c'était justice, à un rang plus élevé. La loi actuelle se rattache bien au système de centralisation inauguré par la Convention et organisé par le Consulat et l'Empire ; on y cherche vainement l'empreinte des idées libérales qui sont la gloire et la vraie force de la Révolution française. Elle n'a emprunté au nouveau régime comme à l'ancien, que ce qu'ils ont l'un et l'autre de moins favorable au développement du travail et à l'expansion de l'activité individuelle.

Aussi, depuis longtemps, la plupart des pharmaciens se plaignent-ils de l'état de malaise où languit leur profession, et appellent-ils de leurs vœux une réforme qui les remette en pleine possession des priviléges et immunités dont ils jouissaient avant 89, ou qui les fasse jouir des bienfaits de la liberté du travail, du commerce et de l'industrie. Le gouvernement vient enfin de prêter l'oreille à leurs sollicitations réitérées. Un projet de loi élaboré premièrement par le Comité consultatif d'hygiène publique, puis déféré au Conseil d'Etat, puis renvoyé à une commission spéciale nommée par le ministre de l'instruction publique, puis revisé encore par le Conseil d'Etat, va être, je suppose, à la session prochaine, soumis à la discussion et au vote du Corps législatif et du Sénat. Il faut avouer que si ce projet n'est pas un chef-d'œuvre de sagesse et d'équité, ce ne sera pas faute d'avoir été assez longuement et assez mûrement étudié, d'avoir subi assez de corrections, d'amendements et de remaniements.

Et pourtant, — faut-il l'avouer? — tout ce grand travail, auquel tant d'efforts éclairés ont concouru, ne m'inspire pas une confiance sans mélange. Je crains qu'on ne soit tombé cette fois encore dans le défaut commun à nos législateurs, qui est de vouloir faire des lois trop complètes, trop prévoyantes, — tranchons le mot, — trop préventives ; de se donner trop de peine pour nous préserver de tout délit, de toute erreur ; d'élever trop de barrières devant les piéges où nous pourrions tomber.

A la vérité, s'il était permis d'asseoir une présomption sur les modifications récemment introduites dans notre système économique, il y aurait lieu de croire que ce n'est pas pour multiplier les liens qui en entravent l'exercice et pour la resserrer plus étroitement dans une réglementation exceptionnelle, qu'on daigne s'occuper en haut lieu de la pharmacie; mais plutôt pour la ramener aux principes du droit commun et de la liberté. Mais d'autre part, les antécédents significatifs des hommes qui ont reçu la mission de préparer le nouveau projet de loi, et les hautes positions que la plupart d'entre eux occupent, soit dans l'administration, soit dans l'enseignement, sembleraient indiquer que la pensée du gouvernement n'est plus aujourd'hui celle qui a dicté les réformes auxquelles je viens de faire allusion. Ce n'est pas, que je sache, à un cénacle de négociants et de manufacturiers bénéficiant du système prohibitif et protecteur que le gouvernement s'est adressé naguère pour poser les bases du traité de commerce avec l'Angleterre ; ce n'est pas non plus aux syndicats de la boucherie et de la boulangerie limitées, ni aux directeurs des théâtres privilégiés qu'il a demandé l'initiative des mesures qui ont fait rentrer dans le droit commun le commerce de la viande et celui du pain, et rendu à l'art dramatique la liberté. Il est difficile d'admettre que M. le ministre de l'agriculture et du commerce et, après lui, M. le ministre de l'instruction publique, le premier, en confiant au Comité d'hygiène (formé en majorité de médecins et de pharmaciens émérites) la rédaction du projet de loi sur la pharmacie ; — le second, en nommant, pour reviser ce projet, une commission presque entièrement composée des directeurs des Ecoles de pharmacie, de professeurs à ces mêmes écoles et d'inspecteurs généraux de l'instruction publique, n'aient pas prévu et d'avance approuvé, au moins dans ses données générales, l'œuvre qui devait sortir de cette double élaboration. Il est difficile aussi que cette œuvre ne soit pas l'expression plus ou moins nette des vues exclusives et arriérées dont les hommes les plus doctes et les plus intelligents, lorsqu'ils ont vieilli dans un certain ordre de faits et d'idées, sont rarement exempts. On ne saurait guère conserver de doutes à cet égard, en présence des opinions soutenues en diverses occasions par quelques-uns des membres du comité et de la commission dont il s'agit, lorsqu'on a lu ou entendu, par exemple, le discours prononcé par l'un d'entre eux dans une circonstance solennelle, et devant un jeune public vis-à-vis duquel l'autorité même dont il est investi aurait dû peut-être lui imposer une plus grande réserve. On me dira que sans doute le projet primitif a été déjà modifié par le Conseil d'Etat, et qu'il pourra l'être encore par le Corps législatif. Je l'accorde ; mais s'il est vrai que, comme l'a dit un poëte latin,

Dimidium facti qui bene cœpit habet,

il n'est pas moins vrai qu'un commencement erroné ne conduit pas aisément à une bonne conclusion ; et dans une loi faite pour une nation démocratique et libérale, c'est un fâcheux commencement qu'une première inspiration puisée dans des conseils où domine l'esprit du passé. Ce qui, dans le cas présent me semble surtout regrettable, c'est que la plupart des honorables rédacteurs et correcteurs du projet appartiennent ou se rattachent de très-près au corps pharmaceutique.

C'est, en effet, un axiome banal, que *Nul n'est bon juge en sa propre cause.* Avant tout, M. Josse est orfévre. Qu'au moment de changer la condition légale de la pharmacie, le gouvernement ait invité les sociétés pharmaceutiques de Paris et des départements à présenter leurs observations et leurs doléances, c'était de toute justice ; que le corps pharmaceutique eût été représenté par quelques-uns de ses membres dans les commissions chargées d'ébaucher le projet de loi, rien de mieux encore.

Mais s'éclairer des seuls avis de ceux qui, soit comme fonctionnaires, soit comme praticiens, sont personnellement intéressés dans la question, c'était, je le répète, mal comprendre au début une réforme qui doit donner satisfaction, non pas seulement à des intérêts professionnels, mais aussi et surtout à l'intérêt public et aux principes sur lesquels repose notre droit économique. Je doute d'ailleurs que l'administration ait retiré de grandes lumières des mémoires et suppliques qui lui ont été adressés en cette circonstance, non plus que des nombreux écrits publiés et discours prononcés depuis l'origine du débat.

Car, en premier lieu, le thème invariable desdits mémoires, articles de journaux et discours a été l'intérêt de la pharmacie, — la prospérité de la pharmacie, — l'avenir de la pharmacie, — l'honneur de la pharmacie, etc. Quelques-uns des honorables écrivains et orateurs qui ont argumenté sur ce thème ont montré un sentiment si profond de leur importance, qu'à les en croire, la meilleure loi serait celle qui les investirait seuls du droit de nous conserver ou de nous rendre la santé, par tous les moyens à leur convenance et aux prix qu'il leur plairait de fixer. D'autres, mieux avisés sinon plus modestes, ont essayé de démontrer qu'en sollicitant des mesures favorables à la plus grande prospérité de leur art et de leur commerce, ils avaient uniquement en vue le bien public, lequel a, selon eux, tout à gagner à ce que la pharmacie soit riche et honorée. Tout cela, sans nul doute, est parfaitement sincère, et au surplus tout naturel. Lorsqu'on dit aux gens : « Nous sommes disposés à faire ce qui pourra vous être agréable ; veuillez seulement formuler vos vœux, » on ne doit point s'étonner qu'ils mettent de l'empressement à demander beaucoup, et il ne faut pas s'attendre à trouver dans leurs suppliques autre chose que l'expression de désirs plus ou moins fondés, et de besoins plus ou moins réels.

En second lieu, chacun des réclamants entend à sa façon l'avantage de la communauté dont il s'institue l'organe. Les pharmaciens ne sont nullement d'accord sur le régime le plus favorable à l'exercice de leur industrie. Les uns veulent rester où ils sont ; les autres, marcher en avant ; d'autres, retourner en arrière. Ceux-ci veulent être traités comme des savants ; ceux-là, comme des commerçants. Pusieurs aspirent à la dignité de fonctionnaire public. Il en est aussi qui s'accommoderaient d'une position mixte, dont toutefois ils ne se font pas une idée bien claire. D'où l'on voit que, même en se plaçant au point de vue restreint des intérêts professionnels, on serait fort embarrassé de prononcer entre des opinions aussi diverses.

Enfin les pharmaciens ne sont point fondés ici à exciper de leur qualité d'hommes spéciaux ; car la question n'est point une question de chimie ni de pharmacologie : c'est une question économique et, jusqu'à un certain point, politique, dont l'importance me semble avoir été trop peu appréciée, je ne dis pas par le gouvernement, mais par le public et par la presse. Ce n'est pas la faute du gouvernement si les pharmaciens seuls en ont dit leur avis. Il était loisible à chacun de prendre part à la discussion. Personne ne l'a fait jusqu'ici, ni dans les journaux politiques, ni ailleurs. Est-ce dédain? est-ce indifférence? Peut-être. Mais le vrai motif de cette abstention est, je crois, le même qui a induit MM. les ministres du commerce et de l'instruction publique en erreur sur la compétence des *hommes spéciaux* qu'ils ont choisis pour conseillers. On s'est dit : « Une réforme de la pharmacie? C'est affaire à débrouiller entre les pharmaciens et le gouvernement. Que nous importe à nous, et qu'importe au public? » C'est comme si l'on avait dit naguère : « Une réforme de la boucherie, — de la boulangerie, — des théâtres? Cela regarde les bouchers, — les boulangers, — les directeurs et les artistes de théâtre ; le public n'a rien à y voir. » On oublie ou l'on ne voit point que la question de l'exercice de la pharmacie intéresse la santé et la bourse de tout le monde ; qu'elle se rattache à d'autres questions générales, d'un ordre plus élevé ; qu'elle remet en présence, sur un terrain à part, les deux doctrines qui se disputent la suprématie dans les sociétés modernes : la doctrine de l'autorité et celle de la liberté ; qu'elle pose une fois de plus le dilemme de la protection gouvernementale ou de l'autonomie individuelle ; qu'enfin ce n'est pas seulement la confrérie des pharmaciens qui se trouve en cause, mais encore plusieurs industries alliées ou rivales de la pharmacie, le corps médical lui-même et une branche importante du haut enseignement.

Le problème méritait donc d'être étudié avec attention et discuté par quiconque a souci du progrès de nos institutions économiques ; et j'estime qu'une semblable discussion, sérieusement entreprise par quelques-uns des écrivains les plus autorisés de la presse parisienne, eût occupé, avec profit pour le public et pour le gouvernement lui-même, un peu de la place que les grands journaux consacrent chaque jour à de stériles commentaires sur l'issue probable du conflit dano-allemand, ou à de vaines diatribes contre la politique de M. de Bismark et celle de lord Palmerston.

Quant à moi, je le déclare, je ne suis pharmacien ni de première ni de seconde classe ; je ne suis non plus docteur en médecine, ni officier de santé, ni droguiste, ni herboriste. Et c'est précisément pour cela, c'est parce que je n'ai ici d'autre cause à plaider que celle du bon sens, de l'équité, de l'intérêt public, que, malgré le peu d'autorité de ma parole, j'ose me permettre d'intervenir dans le débat. A défaut d'autre mérite, mon opinion aura du moins celui de l'impartialité, — qui manque, il faut bien le dire, et qui ne pouvait ne pas manquer aux thèses soutenues jusqu'ici. Je dirai sur cette grave question de la liberté de la pharmacie toute ma pensée. J'essayerai de montrer ce qu'il y a d'illogique et d'anomal dans le système auquel la pharmacie est maintenant soumise, et dans les autres systèmes bâtards qu'on a proposé d'y substituer ; ce qu'il y aurait surtout d'anomal, de contraire aux tendances manifestes de notre époque et aux aspirations légitimes de notre pays, dans le régime de privilége exclusif et de réglementation étroite réclamé par certains pharmaciens comme un bienfait pour le public, et presque comme une obligation du législateur envers le corps dont ils se croient les interprètes.

Ce n'est pas la première fois que j'aborde ce sujet. L'article PHARMACIE du *Dictionnaire universel du commerce*, publié il y a trois ans [1], renferme l'exposé succint des mêmes vues que je reproduis aujourd'hui avec plus de développement. J'ai lu et médité depuis la plupart des écrits, des discours, des articles de journaux pharmaceutiques, des mémoires imprimés ou manuscrits que l'annonce d'une révision de la loi de germinal a fait éclore. Je n'en suis que plus affermi dans la con-

[1] Paris; Guillaumin et Ce, éditeurs.

viction que ce problème, comme tous ceux de l'économie sociale et de la politique, ne comporte qu'une seule solution rationnelle, pratique et durable : LA LIBERTÉ.

II

Puisque les pharmaciens seuls sont intervenus dans le débat, je ne puis mieux faire que de prendre pour texte de ma dissertation les idées qu'ils ont exprimées et soutenues.

Ces messieurs, je l'ai dit plus haut, ne sont point d'accord dans leur manière d'envisager l'état présent de leur profession et les changements qu'il conviendrait d'y apporter.

Quelques-uns (c'est la minorité) trouvent que les choses sont bien comme elles sont et que, hormis certaines modifications de détail, le régime actuel doit être maintenu. Ceux-là forment ce que j'appellerai le parti *conservateur :* lequel a, comme celui de l'ancienne Chambre des députés, son *centre droit* et son *centre gauche.*

Le centre droit incline pour qu'on donne aux dispositions de la loi de germinal et de ses annexes un caractère plus strict et moins d'élasticité : tant en vue de maintenir les pharmaciens dans le devoir, que de clore hermétiquement la porte à toute concurrence directe ou indirecte.

Le centre gauche a des tendances plus libérales, et verrait sans effroi la réglementation se simplifier et s'adoucir un peu à l'égard des pharmaciens, tout en demeurant inflexible en ce qui concerne leurs concurrents.

En arrière du centre droit se trouvent les réactionnaires, les hommes de la vieille roche, qui considèrent la pharmacie comme un sacerdoce, eux-mêmes comme des pontifes, et veulent avoir leur code, leurs statuts à part, former dans l'Etat un corps privilégié, inviolable, maître souverain de la médication, ne comptant qu'un nombre de membres rigoureusement limité, et protégé contre toute usurpation, contre tout empiétement, par des lois draconiennes.

Enfin, en avant du centre gauche marchent les progressistes, les libéraux, gens positifs et sensés, qui acceptent franchement la pharmacie, non comme un pontificat ni comme une mission sociale, mais comme une industrie utile et honorable, et qui demandent simplement qu'on la leur laisse exercer sans gêne ni tracasseries, sous la double garantie de leur diplôme et de leur responsabilité personnelle.

Au fond, les trois partis ne diffèrent pas autant que la vivacité de leur polémique pourrait le faire croire. Ils sont tous conservateurs, bien qu'à des degrés divers, car ils admettent également le maintien des points fondamentaux du régime actuel, à savoir :

1° L'enseignement par l'Etat, et par l'Etat seul ;

2° Le diplôme délivré *à fortiori* par l'Etat, c'est-à-dire par les examinateurs qui reçoivent de lui leurs pouvoirs et leur traitement ;

3° Le diplôme conférant à celui qui l'obtient le droit exclusif de vendre des médicaments ;

4° La séparation complète des professions de pharmacien et de médecin : ce dernier ne pouvant point, — sauf dans quelques cas exceptionnels et dûment spécifiés, — vendre les médicaments qu'il prescrit et formule ; le premier ne pouvant non plus prescrire les médicaments qu'il délivre ;

5° Des peines plus ou moins sévères frappant l'exercice illégal de la pharmacie, c'est-à-dire la vente, par toute persenne non munie du diplôme, de remèdes composés ou de drogues réputées vénéneuses.

Je dirai plus loin mon sentiment sur ces principes organiques, desquels découle toute la législation relative à la pharmacie. Mais il convient d'examiner auparavant les principaux arguments que les défenseurs de la protection et du privilége et ceux de la liberté font valoir à l'appui de leurs opinions respectives.

Nous avons montré le corps pharmaceutique divisé en trois partis. Nous pouvons sans inconvénient n'en considérer que deux : le parti de la réglementation, qui comprend les conservateurs et les rétrogrades, et le parti de la liberté avec diplôme. Quant à l'opinion qui incline vers la liberté illimitée, elle compte, je crois, très-peu d'adeptes parmi les pharmaciens. Les plus hardis ne verraient pas sans inquiétude la préparation et la vente des médicaments affranchies de toute discipline particulière ; et ils ne font en cela, je le reconnais, que partager un préjugé malheureusement très-répandu en France, où l'on n'imagine pas qu'il se puisse rien faire sans l'intervention de l'Etat.

Les conservateurs absolus, — ceux qui regardent la législation en vigueur comme irréprochable, — ne forment dans le corps pharmaceutique qu'une très-faible minorité. La grande majorité trouve à cette législation de graves défauts. Beaucoup même se plaignent amèrement du tort qu'elle leur a fait, signalent la détresse de leur profession, l'imminence de sa ruine et l'urgence d'une réforme.

« La pharmacie est perdue, s'écriait, il y a quelque temps, M. Chevallier, si le gouvernement ne vient à son secours ! » Cette parole est caractéristique et résume toute la pensée des partisans de la réglementation : pensée assez étroite, on en conviendra, et dans laquelle il est difficile de voir autre chose qu'une préoccupation toute personnelle.

La pharmacie est perdue, dites-vous ? — C'est là évidemment une hyperbole, par laquelle vous voulez faire entendre que vos bénéfices sont trop minces et tendent à diminuer plutôt qu'à augmenter. — C'est dommage, en vérité, mais que peut faire à cela le gouvernement ? — Règle générale : lorsqu'une industrie languit, c'est qu'elle ne répond pas à des besoins réels, ou que son développement n'est pas en proportion avec ces besoins ; en d'autres termes, et pour parler le langage de l'économie politique, — c'est que l'offre ou la production dépasse la demande ou la consommation. En pareil cas, le remède consiste, soit à provoquer par des moyens artificiels l'accroissement de la consommation, soit à restreindre la production. Or, M. Chevallier ne prétend pas, j'imagine, que le gouvernement intervienne pour nous obliger à être malades et à prendre médecine à seule fin de relever la prospérité de la pharmacie. Chacun pourrait lui répondre, comme Jacqueline à Sganarelle : « Ma fi ! je me moque de ça ; je ne veux point faire de mon corps une boutique d'apothicaire. » Donc, si les pharmaciens ne font pas leurs affaires, c'est qu'ils sont trop nombreux, ou qu'ils vendent trop cher leurs produits, ou que leurs frais sont trop élevés.

Considérons successivement ces trois cas :

1° Les pharmaciens sont-ils trop nombreux? Quelques-uns (de la *droite*) le prétendent ; et aussi voudraient-ils que leur nombre fût limité proportionnellement au chiffre de la population dans chaque localité, de telle sorte que tout pharmacien fût assuré d'une clientèle suffisante pour lui procurer une honnête aisance. Cette combinaison est assurément très-simple et très-bien imaginée; mais de quel droit le gouvernement, qui a renoncé à limiter le nombre des boulangers et celui des bouchers, viendrait-il aujourd'hui rétablir, au profit des pharmaciens et au grand préjudice des malades, un semblable monopole? Si la carrière de la pharmacie est encombrée, c'est aux jeunes gens d'en choisir une autre qui les mène plus facilement et plus sûrement à la fortune. Supposons — ce qu'à Dieu ne plaise, — que nos législateurs consentent aujourd'hui à limiter le nombre des pharmaciens : demain des médecins, des avocats leur demanderont d'en faire autant pour leur profession. Cet exemple sera suivi par d'autres groupes de savants, d'artistes, d'industriels, de commerçants. Il n'y aura aucune raison de refuser aux uns ce qu'on aura accordé aux autres. L'exception deviendra ainsi la règle ; le monopole sera partout, et la France réalisera une sorte d'*organisation du travail* qui fera crever de jalousie les socialistes du Céleste Empire.

2° Les pharmaciens vendent-ils trop cher ?

Je ne crains pas de rencontrer beaucoup de contradicteurs en répondant affirmativement à cette question. Tout le monde sait que la valeur attribuée par les pharmaciens à leurs produits est entièrement fictive; que leur tarif, déjà très-élevé, n'est jamais observé; que les substances les plus communes, achetées par eux à vil prix, subissent entre leurs mains une hausse énorme, et qu'ils revendent littéralement au poids de l'or celles qu'ils sont obligés de payer relativement cher; qu'enfin, le prix des mixtures qu'ils préparent eux-mêmes dépend absolument de leur fantaisie, du quartier qu'ils habitent, des facultés qu'ils supposent à l'acheteur d'après sa mise et sa mine. De cette façon une indisposition légère peut devenir très-coûteuse; une longue et grave maladie peut être ruineuse. Et ils se plaignent de ce que le public déserte leurs officines, de ce qu'il va de préférence, lorsque cela est possible, chez l'herboriste et chez l'épicier! Mais quoi de plus naturel? Ils accusent ces commerçants de porter atteinte à leurs prérogatives en vendant quelques herbes, quelques pommades et autres préparations anodines; et l'on a vu dernièrement, à Reims, le Cercle pharmaceutique de la Marne célébrer comme un beau triomphe les condamnations prononcées, à la requête de son président et de son secrétaire, parties civiles :

Contre une femme Leroy, herboriste, qui avait vendu *pour vingt-cinq centimes d'eau sédative* et *pour cinquante centimes d'eau-de-vie camphrée;*

Contre un sieur Mellion, épicier, qui avait vendu *quarante-cinq grammes d'eau-de-vie camphrée* et *pour trente centimes d'eau sédative;*

Contre un sieur Lecamp, épicier, qui avait vendu *cent vingt-cinq grammes de farine de moutarde;*

Enfin, — et ces deux cas sont les plus répréhensibles :

Contre les sieurs Didier et Jouette, épiciers, qui avaient vendu, l'un *quarante-cinq grammes,* l'autre *soixante-cinq grammes d'écorce de quinquina.*

A quel danger les citoyens de la Marne ont échappé, grâce à la courageuse dénonciation de leurs pharmaciens contre ces épiciers scélérats qui osaient vendre de la farine de moutarde, de l'eau sédative, de l'eau-de-vie camphrée et du quinquina!

Mais ce n'est pas seulement contre les épiciers et les herboristes que les pharmaciens réactionnaires implorent la sévérité de la justice et la protection de l'Etat : c'est contre les communautés religieuses et les établissements hospitaliers, qui possèdent des pharmacies entretenues à leurs frais, où des médicaments sont délivrés, soit à prix réduits, soit gratuitement aux malades indigents ; c'est même contre les médecins et les vétérinaires.

Les communautés religieuses, il est vrai, font aux pharmaciens, dans certaines localités, une concurrence redoutable, et sur laquelle l'autorité ferme volontiers les yeux, en considération des services que ce débit extra-légal de médicaments rend aux classes nécessiteuses.

L'autorité est dans son tort, assurément, puisque son premier devoir est de faire respecter et observer la loi ; mais sa tolérance envers les délinquants montre que, dans ce cas au moins, elle reconnaît les inconvénients du monopole et les bienfaits de la concurrence.

Les pharmaciens eux-mêmes, tout en rappelant, comme c'est leur droit, les magistrats à l'exécution rigoureuse de la loi présente, avouent qu'il y aurait lieu d'introduire dans la loi future quelques dispositions qui rendissent l'usage des médicaments accessible aux pauvres malades. Ils proposent, par exemple, un article qui « *les obligerait* à délivrer aux indigents des médicaments aux prix d'*un tarif modéré*, établi avec le concours de l'autorité. » Je cite textuellement les termes d'un mémoire intitulé : *Observations sur le projet de loi à l'étude, etc., présentées par le conseil d'administration de la Société de prévoyance entre les pharmaciens du département de la Seine.*—Ainsi ces messieurs confessent hautement que leur tarif ordinaire n'est pas modéré. J'admire cette franchise. J'admire aussi le désintéressement avec lequel ils demandent que la loi *les oblige* à accorder une réduction de prix aux malheureux dont les ressources ne sont pas à la hauteur de leur tarif *non modéré*. Mais cette réduction, que ne la font-ils de bon gré, et quel besoin ont-ils pour cela des injonctions de la loi et du concours de l'autorité [1] ?

[1] Je ne suis pas au fait de ce qui se passe en province ; mais à Paris, un grand

Les pharmaciens trouvent encore beaucoup trop tolérante la loi qui permet aux médecins et aux vétérinaires de fournir des médicaments à leurs clients, lorsque la localité qu'ils habitent ne possède point d'officine pharmaceutique. « Le droit que confère l'article 27 (de la loi de germinal) aux officiers de santé établis dans une commune où il n'y a pas de pharmacie ouverte, dit un des mémoires manuscrits que j'ai sous les yeux, pouvait avoir son utilité en l'an XI, époque où le nombre des pharmaciens était peu considérable, et où les communications étaient très-difficiles ; mais aujourd'hui qu'il existe des pharmacies dans les plus petites localités, cette exception à la règle n'a plus de raison d'être, et ne peut avoir que des inconvénients. La société est la première intéressée à la séparation complète des deux professions médicales. » L'auteur de ce mémoire ne s'explique pas autrement sur les inconvénients que produit, selon lui, l'exception admise par la loi de germinal ; il ne dit pas non plus en quoi *la société* est si fort intéressée à la séparation complète des deux « professions médicales. » Il eût été cependant à propos d'établir sur des raisons probantes que le médecin qui prescrit un remède, qui en donne la formule, en précise les doses et le mode de préparation, est incapable de le doser et de le préparer lui-même. C'eût été démontrer la fausseté de cette proposition, jusqu'ici admise par tout pays comme un axiome, que « Qui peut le plus peut le moins [1]. »

nombre de pharmaciens croiraient déroger en détaillant leurs marchandises au delà de certaines limites. Ils refuseront, par exemple, de donner pour 5 ou pour 10 centimes de cette même eau-de-vie camphrée, de cette même eau sédative, de cette même farine de moutarde dont le débit est interdit aux herboristes et aux épiciers. Où donc celui qui ne peut dépenser davantage ira-t-il chercher de quoi s'appliquer une compresse sur un membre malade, de quoi prendre un bain de pieds sinapisé ? — Pour 10 centimes, un pauvre devrait aussi pouvoir se procurer 40 ou 50 grammes de sulfate de soude ou de magnésie, lorsqu'il a besoin de se purger. Mais l'herboriste et l'épicier ne peuvent débiter ces sels, bien inoffensifs pourtant et presque de nulle valeur ; et le pharmacien vend la dose de 40 grammes *aussi cher que le kilogramme* pris chez le droguiste en gros !

[1] MM. les membres du Conseil de la Société de prévoyance disent, dans les *Observations* citées précédemment, « qu'il n'y a rien de plus déplorable et de plus propre à déconsidérer les deux professions, que de voir *le même individu vendre les médicaments qu'il prescrit.* » Ils oublient que c'est là précisément ce que font journellement les pharmaciens.

Le même auteur soutient que l'exception dont il s'agit, admissible autrefois, ne l'est plus aujourd'hui, à cause de la *facilité des communications*. De quelles communications parle-t-il? Est-ce de celles que les chemins de fer ont créées entre les grands centres de population? Je ne le pense pas, car il importe peu, dans la question, qu'on puisse aller maintenant en quelques heures de Paris à Lille ou de Bordeaux à Marseille; et quant aux communications vicinales, — les seules que nous ayons à considérer ici, — on ne voit pas quelle notable amélioration elles ont reçue depuis l'an XI. Aujourd'hui comme alors, dans nos villages, plus d'un malade aurait le temps de mourir avant le retour du messager qu'il aurait envoyé chercher un remède à la ville la plus voisine; — sans compter que les paysans n'ont pas, en général, à leur service, des coureurs qu'ils puissent ainsi charger de leurs commissions. Enfin, il est complétement faux qu'il existe aujourd'hui des pharmacies *dans les plus petites localités*.

Je pourrais citer des communes importantes, aux environs de Paris, qui n'ont point de pharmacie. Dans les petits villages, il n'y en a pas et il ne peut pas y en avoir ; justement parce que la pharmacie est une industrie exclusive et privilégiée, à laquelle tout cumul est interdit, et que, dans les villages, une entreprise commerciale ne peut subsister qu'à la condition d'embrasser à peu près tous les articles de consommation usuelle. Ainsi c'est souvent l'épicier qui est le seul commerçant de l'endroit, et qui tient, outre les denrées de sa spécialité, des comestibles et des boissons de toute sorte, de la mercerie, des étoffes, voire des vêtements et des chaussures.

Nous verrons bientôt que, sur le chapitre de l'intégrité de leurs privilèges, les pharmaciens libéraux, ou qui se croient tels, ne se montrent pas plus traitables que les rétrogrades et les conservateurs.

Mais venons à la troisième question :

3° Les frais qu'entraîne l'exercice de la pharmacie sont-ils trop élevés?

Lorsqu'on reproche aux pharmaciens de vendre leurs produits à des prix exagérés, ils ne manquent pas de supputer ce qu'il leur en a coûté de temps et d'argent pour obtenir leur diplôme : les inscriptions, les frais d'examen, les années de stage; puis les dépenses qu'exigent l'achat et l'entretien du matériel de l'officine; la quantité notable de substances qu'ils sont tenus d'avoir toujours en réserve et qui, au bout d'un certain temps, n'étant pas employées, s'altèrent, doivent être sacrifiées et remplacées. Ils font entrer aussi en ligne de compte la responsabilité qui pèse sur eux, la surveillance dont ils sont l'objet, le rang que leur assigne le caractère scientifique de leur profession, et qui les oblige à faire une certaine figure. Enfin, ils font remarquer que bien peu parmi eux s'enrichissent, ou parviennent seulement, après une longue et laborieuse carrière, à cette « médiocrité dorée » qu'acquièrent souvent en peu d'années les plus vulgaires boutiquiers.

Il est permis de répondre à cela que si, incontestablement, les pharmaciens usent de leur droit en cherchant à se couvrir de leurs frais, réellement considérables, et à s'assurer une rémunération convenable de leur savoir, de leur talent et de leur travail, peut-être ne prennent-ils pas pour y réussir le meilleur procédé; — que vendre cher n'est une bonne spéculation qu'en l'absence de toute compétition et en présence d'une consommation forcée; — que, de même qu'on ne prend pas les mouches avec du vinaigre, de même aussi on n'attire pas les chalands avec des prix excessifs, et qu'il est naturel que, hormis les cas de nécessité absolue, les gens s'abstiennent de porter leur argent chez l'apothicaire; — que si déjà, sous un régime de demi-liberté et de concurrence modérée, les pharmaciens, malgré les leçons de l'expérience, maintiennent leurs prix de vente à un taux si élevé, ce serait sans doute bien autre chose sous le régime auquel quelques-uns aspirent, et qui, en limitant leur nombre, en supprimant les herboristes, en prohibant tout débit de médicaments par le médecin et le vétérinaire, livrerait entièrement le public à leur discrétion.

Mais admettons, si l'on veut, que vendre cher soit pour les pharmaciens, dans l'état actuel des choses, une nécessité. C'est donc à la loi qu'il faut s'en prendre : à la loi qui leur impose de lourds sacrifices, sans compensation pour eux et sans avantage pour le public. Que faire donc? Elever encore le niveau de l'enseignement pharmaceutique; ériger, comme on l'a demandé, les écoles de pharmacie en facultés; conférer aux maîtres pharmaciens la licence et le doctorat? Ce serait là un singulier moyen de rendre les études moins longues et moins coûteuses. Ne serait-il pas bien plus logique, au contraire, de supprimer l'enseignement officiel, et de laisser ceux qui se destinent à la pharmacie ou à la médecine acquérir où bon leur semblerait les connaissances et les diplômes dont ils ont besoin?... Je reviendrai sur ce point délicat, qui mérite d'être traité avec quelque développement.

III

Lorsque des pharmaciens appellent, comme M. Chevallier, l'Etat à leur secours, quelle est leur pensée? Mon Dieu! ils ne la cachent point; leur pensée est celle-ci :

« L'Etat ne doit rien négliger pour accroître notre prospérité, pour nous assurer de gros bénéfices; il doit nous garantir contre toute concurrence; et cela, parce que nous exerçons, non un commerce ni une industrie, mais une profession savante, dont la pratique irréprochable importe au plus haut degré à la conservation et à l'amélioration de la santé de tous; parce que nous remplissons dans la société une *mission*, un *sacerdoce;* parce que nous consacrons à ce sacerdoce tout notre savoir, toutes nos facultés. Nous formons un corps d'élite, un collége d'augures, duquel tout profane doit être exclu, et dont les membres, soigneusement choisis parmi les plus dignes et soumis à des règles sévères, ont droit de n'être point traités à l'égal du commun des mortels. »

Notez que je n'invente rien : je ne fais que résumer le langage tenu en mainte circonstance, tant à Paris que dans les départements, par d'honorables pharmaciens, qui se disent ces choses-là et se regardent sans rire!

Parlez donc à ces messieurs de les placer dans le droit commun, de les assimiler à tous ceux qui, comme eux, vivent de leur travail et de leur intelligence! Ils vous répondront : « Nous prenez-vous pour des épiciers? Nous sommes des savants! »

— Des savants, soit. Mais enfin, messieurs, vous payez patente; vous avez sur la rue un local que vous appelez une *officine*, mais qui ressemble fort à une boutique. Derrière cette boutique se trouve une sorte de cuisine que vous nommez *laboratoire*, et qui n'en est pas moins un véritable atelier. Dans cet atelier, dans ce laboratoire, vous confectionnez des produits que vous vendez dans votre officine. Vous achetez des substances qui, avant d'entrer chez vous, passent pour des marchandises; vous les achetez au meilleur marché possible, et vous les revendez le plus cher que vous pouvez. Si ce n'est là de l'industrie et du commerce, il faut refaire, tout exprès pour vous, le dictionnaire français.

Vous ne pouvez, il est vrai, exercer cette industrie et ce commerce sans posséder une certaine somme de connaissances en chimie et en botanique. Mais les longues études que l'Etat exige de vous pour vous conférer le diplôme, sont des études de luxe, dont la plus grande partie vous est parfaitement inutile, et dont le public n'est point, en conséquence, obligé de vous tenir compte. Que plusieurs d'entre vous soient des chimistes, des botanistes distingués, on ne le conteste point. Mais cela importe peu au malade qui achète chez vous des fleurs de mauve ou de tilleul, de l'huile camphrée ou du sel d'Epsom, — ou pour lequel votre élève — j'allais dire votre apprenti — prépare une potion ou un emplâtre, tandis que vous vous livrez dans votre laboratoire à de patientes recherches, ou que vous siégez majestueusement dans une académie.

Une des graves erreurs de la législation actuelle est précisément d'avoir fait du corps pharmaceutique une compagnie savante et lettrée, et de supposer que, pour vendre des substances médicinales et préparer des mixtures selon la formule, il soit nécessaire d'avoir fait sa rhétorique et sa philosophie, et d'avoir passé ensuite quatre ou cinq ans à étudier non-seulement la chimie et la botanique, mais la physique, les mathématiques, la zoologie et la physiologie. On a créé ainsi aux médecins des concurrents bien autrement dangereux, — je ne dis pas pour les médecins eux-mêmes, mais pour la santé publique, — que les herboristes qui vendent du quinquina ou les épiciers qui débitent de la pommade camphrée. Combien de gens, en effet, partant de ce principe, que les pharmaciens sont des savants parfaitement instruits des propriétés des drogues et des cas où il faut les appliquer, se dispensent de consulter le médecin et s'en vont tout droit dire au pharmacien : « Monsieur, j'ai tel mal, veuillez me donner quelque chose pour le faire passer. » Et le pharmacien, qui proteste avec tant d'énergie contre les usurpations du médecin, de l'herboriste, de l'épicier et des communautés religieuses, accepte fort bien le rôle du docteur, interroge le client, tire son diagnostic et conseille le remède qu'il vend incontinent.

Le parti dont nous discutons en ce moment les doctrines a, on le pense bien, le respect profond des vieilles traditions : le *Codex*, voilà pour lui la loi et les prophètes. En dehors du *Codex*, point de salut. Ce compendium de l'art pharmaceutique ne doit se modifier, comme les constitutions politiques, qu'avec l'approbation des grands corps : de l'Académie et de la Faculté. Le même parti, faisant consister la dignité du pharmacien à être, non un commerçant qui vend ses produits avec bénéfice, mais un savant, un officier public qui consent à accepter des honoraires, — professe une sainte horreur de tout ce qui ressemble à une spéculation. Depuis plusieurs années, il réclame avec instances la proscription de ce qu'on nomme *spécialités* (et qu'on appelait jadis *remèdes spécifiques*), des remèdes secrets et des annonces qui peuvent être faites de ces marchandises par la voie des journaux. Déjà la loi de germinal interdit la vente et, par conséquent, l'annonce des remèdes secrets, comme si un remède dont l'inventeur veut garder par devers lui la composition devait être nécessairement un poison ; — comme s'il était admissible que ceux qui débitent ces sortes de préparations, et qui veulent apparemment en aire une source de profits, fussent assez malavisés pour assassiner leurs acheteurs ! Mais cela ne suffit pas aux puritains de la vieille pharmacopée, aux fanatiques du *Codex*. Ils voudraient encore que la loi interdît toute annonce commerciale des médicaments même les plus anodins, même vérifiés et déclarés inoffensifs par les maîtres de l'art. C'est du charlatanisme, disent-ils. Certes oui, dans beaucoup de cas, c'est du charlatanisme. Mais pour ce qui concerne les vendeurs de spécialités, eux seuls sont juges de leur dignité, et libre à eux de se faire charlatans si bon leur semble. Le charlatanisme ! mais il est partout ! Il n'est pas une profession, si sérieuse, si honorable qu'elle soit, qui ne compte dans son sein des charlatans. Et puisqu'on parle de dignité, est-il bien de la dignité de la loi de chercher à réprimer des sottises dont le ridicule rejaillirait sur elle? Comment, d'ailleurs, discernerait-elle l'annonce véridique de l'annonce mensongère ? Pour être logique, il faudrait donc demander tout bonnement la suppression de la troisième et de la quatrième page des journaux, l'interdiction de toute réclame ou annonce, de toute publicité commerciale, sous prétexte que ceux qui cherchent à attirer l'attention et la faveur du public sur leur entreprise se déshonorent, compromettent la dignité de leur profession, et s'attribuent des mérites que peut-être ils n'ont pas ! Car enfin MM. les pharmaciens ne prétendent pas, sans doute, avoir seuls en partage le sentiment de la dignité professionnelle ; et toutes les catégories de producteurs et de travailleurs seraient fondées, au même titre qu'eux, à appeler la vindicte des lois sur ceux de leurs membres qui se livrent à des manœuvres charlatanesques ou réputées telles.

Voilà pour les vendeurs. Quant aux acheteurs, qui les oblige de se laisser tromper? Et s'ils veulent essayer d'une panacée, s'ils ont foi dans la *Revalescière*, ou dans la graine de moutarde, ou dans la pâte Regnault, qui donc a le droit de leur en interdire l'usage? Si, au contraire, ils veulent être éclairés sur la valeur de ces prétendues panacées, rien ne leur est plus facile : qu'ils s'adressent à leur médecin. En tout cas, c'est leur affaire, et il serait par trop absurde qu'on prétendît faire intervenir la magistrature, la police et la gendarmerie pour empêcher les gens de dépenser leur argent, si tel est leur bon plaisir, d'une façon ridicule. Aussi bien, encore une fois, comment, en pareille matière, tracer avec précision, — ce que la loi doit toujours faire, à peine d'impuissance, — la ligne de démarcation entre le licite et l'illicite? Qui ne sait que telle annonce, charlatanesque dans la forme, peut se rapporter à un objet réellement utile et que, par contre, on voit souvent se produire, sous des apparences très-sérieuses et sous les dehors d'une parfaite sincérité, les promesses les plus mensongères ?... Laissons donc le public juge de ses intérêts ; laissons le bon sens et l'expérience faire justice des hableries de quelques charlatans, et assigner aux produits utiles leur place dans la consommation. Laissons même aux niais leurs illusions. Puisqu'il est permis de croire au spiritisme, aux tables tournantes, à la vertu des médailles bénites, des amulettes et des reliques, et que le commerce de ces objets peut se faire au grand jour, il serait injuste de déclarer la guerre aux pâtes pectorales, aux sirops anti-nerveux, aux onguents contre les cors et aux pommades contre la chute des cheveux.

Mais c'est assez nous arrêter aux doctrines et aux préjugés surannés des burgraves de la pharmacie. Voyons un peu maintenant ce que prétendent et espèrent les libéraux, les progressistes. Au fond, je le répète, le dissentiment entre eux et leurs adversaires n'est pas aussi grand qu'on pourrait le croire : il consiste surtout en ce que les partisans du passé, en réclamant l'affermissement de leurs priviléges, se soumettent de bonne grâce aux servitudes qui en sont, à leurs yeux, le correctif nécessaire ; tandis que les novateurs, tout en acceptant fort bien l'ancien régime dans ce qu'il a de favorable à leurs intérêts, voudraient s'affranchir de toute gêne, de toute entrave, de tout contrôle. Le mot LIBERTÉ est inscrit en gros caractères sur leur drapeau ; mais lorsqu'ils en viennent à expliquer leur devise et à développer leurs principes, on ne tarde pas à voir que ce qu'ils appellent liberté n'est autre chose que l'extension illimitée de leurs priviléges, et que « la pharmacie libre » comme ils l'entendent rappelle cette définition d'un « gouvernement libre » donnée par je ne sais quel mauvais plaisant : *Un gouvernement qui fait tout ce qui lui plaît.*

L'idée que la profession de pharmacien puisse être exercée sans diplôme ; que le diplôme puisse être délivré par d'autres juges que les professeurs nommés et salariés par l'Etat ; que l'instruction puisse être donnée ailleurs que dans une école ou une faculté organisée et dirigée par l'Etat : — cette idée n'entre même pas dans leur esprit. Il n'y a pas plus à leurs yeux de pharmacien sans diplôme officiel que de chrétien sans baptême. Mais une fois pourvus de ce talisman, ils estiment que l'Etat, qui le leur a donné, n'a plus rien à exiger d'eux ; que le diplôme doit leur conférer le droit absolu — et exclusif, bien entendu, — de composer, préparer, annoncer et débiter toute espèce de remèdes ; d'en faire connaître ou d'en tenir secrète la composition ; de les délivrer, avec ou sans ordonnance de médecin, aux gens malades ou aux gens valides ; d'ouvrir une ou plusieurs officines et d'y vendre encore, si telle est leur fantaisie, toute autre chose que des médicaments. Inutile de dire qu'ils n'ont point, à l'endroit des spécialités, des remèdes secrets, des annonces et des réclames, les scrupules de leurs adversaires.

Laissez faire, laissez passer, telle est leur maxime. Mais cette maxime, par une singulière inconséquence, ils ne l'appliquent qu'à eux seuls. Les plus sincèrement libéraux, les plus désintéressés même dans la question n'oseraient l'étendre au delà. L'honorable rapporteur de la commission française pour l'examen des produits pharmaceutiques à l'Exposition universelle de 1862, M. E. Menier, proteste qu'il a demandé dans son rapport, *non la liberté de la pharmacie, comme on se plaît à le dire, mais la liberté du pharmacien.* Et il termine son rapport même par cette conclusion : *Il n'y a pas de raison pour maintenir le pharmacien en tutelle plutôt que le médecin, qui emporte, en sortant de l'Ecole, le droit d'appliquer son art à son gré, suivant la doctrine qui lui convient*, etc.

Si nous pouvions citer en entier le rapport de M. Menier, on y verrait que la logique de son esprit, la comparaison des résultats produits en Angleterre par la liberté *de la pharmacie* et de ceux qu'engendre chez nous le système réglementaire, le portent, pour ainsi dire à son insu, vers la liberté de la pharmacie, et qu'une sorte de timidité, bien excusable assurément, l'empêche seule de rompre en visière aux préjugés de ses confrères. Quant à la comparaison qu'il établit entre les pharmaciens et les médecins, elle ne me semble pas acceptable. La *tutelle* où la loi maintient le pharmacien est, à mes yeux, la conséquence et la compensation naturelle des priviléges qu'elle lui accorde. Le pharmacien n'est et ne peut être que le coadjuteur du médecin ; celui-ci ne saurait être considéré comme le coadjuteur de celui-là. Qui peut le plus peut le moins ; mais qui peut le moins ne peut pas le plus. Le médecin étant obligé de posséder à fond la matière médicale et de connaître toutes les propriétés des médicaments simples ou composés qu'il peut administrer à ses malades, il lui manque tout au plus, pour les préparer, une habileté manuelle qu'il acquerrait facilement en très-peu de temps.

Il a donc qualité pour préparer les médicaments ; le pharmacien n'a point qualité pour les prescrire, parce qu'il n'a étudié ni la physiologie ni la pathologie.

Le médecin a et doit avoir le droit d'appliquer son art suivant la doctrine qui lui convient, parce que le diagnostic, le pronostic et le traitement des maladies comportent des vues, des appréciations, des doctrines différentes. La pharmacie ne comporte point de doctrines. Elle peut modifier, perfectionner ses procédés d'extraction, d'épuration, de trituration, de conservation des substances médicales. Mais leur application n'est point de son ressort ; car l'application, *à fortiori* l'invention d'un remède, suppose la connaissance de ses effets sur l'organisme, et cette connaissance est étrangère au pharmacien. Lorsque celui-ci propose, conseille ou préconise une application nouvelle d'un remède ancien ou l'emploi d'un remède nouveau, il sort de ses attributions, et s'improvise médecin de son autorité privée. Donc, manifestement, les pharmaciens qui revendiquent le droit d'initiative, qui veulent secouer le joug du *Codex*, qui prétendent combiner des préparations médicinales d'après leurs propres lumières, et les offrir, les conseiller, les vendre à tout venant, sans ordonnance d'un docteur ou d'un officier de santé et sous leur propre et unique responsabilité, — ces pharmaciens ne demandent rien autre chose que le droit d'exercer la médecine.

Accorderont-ils au moins, en échange, aux médecins le droit d'exercer la pharmacie ?

Ils s'y montrent, ce semble, fort peu disposés.

Ecoutons sur ce point les auteurs du mémoire présenté à M. le ministre du commerce au nom de la Société des pharmaciens de la Seine. Voilà des partisans de la liberté du pharmacien (non de la pharmacie) qui n'y vont pas, comme on dit, par quatre chemins : « Pourquoi, s'écrient-ils, placer les pharmaciens dans une *situation d'infériorité vis-à-vis du médecin*, et, comme conséquence, *rendre le public tributaire de ce dernier ?* » A la bonne heure ! voilà qui est clair : Pourquoi des médecins? Ne vaut-il pas bien mieux pour le public s'adresser tout droit au pharmacien et n'être tributaire que de lui ? — Ce n'est pas tout : « L'article 32 de la loi de germinal, ajoutent naïvement MM. les délégués de la Société des pharmaciens de la Seine, défend au pharmacien de débiter des préparations médicinales sans une prescription du médecin ; N'EST-CE PAS LA UNE ATTEINTE GRAVE PORTÉE A LA LIBERTÉ INDIVIDUELLE ? » — Et les mêmes auteurs, si jaloux de la liberté individuelle lorsqu'il s'agit de la leur, reprochent encore à la loi de germinal de reproduire *en les aggravant* les dispositions de l'édit de 1777. « Aux termes de l'édit, disent-ils, les pharmaciens sont seuls autorisés à préparer, vendre et débiter les médicaments : la loi de germinal donne le même droit aux docteurs médecins ou officiers de santé établis dans les communes où il n'existe pas de pharmacien ! » Ainsi, ce que les libéraux appellent une AGGRAVATION des dispositions de l'édit de 1777, c'est ce droit accordé par la loi aux médecins et officiers de santé de secourir leurs malades malgré l'absence du pharmacien ! La loi de germinal eût dû, pour les satisfaire, contenir un article ainsi conçu : « Partout où il n'y a point de pharmacien, les médecins seront tenus de laisser mourir les malades. » — Ceci n'a pas besoin de commentaires. Il est évident que le souci exagéré de leurs intérêts professionnels a empêché les rédacteurs du mémoire de bien mesurer la portée de leurs critiques.

IV

Nous en avons dit assez pour montrer que les deux partis, celui qui voudrait revenir au passé comme celui qui croit devancer l'avenir, se perdent également dans un dédale de contradictions, et ne prêchent, en définitive, que « pour leur saint, » c'est-à-dire pour la prospérité de leur commerce. Que faire donc? Conserver la loi telle qu'elle est? Mais cette loi mécontente tout le monde : ceux-ci la trouvent trop large, ceux-là trop étroite ; elle est, en effet, l'un et l'autre, selon le point de vue où l'on se place ; et nous le disons en vérité, il en sera de même de toute autre loi qu'on voudra lui substituer. On ne trouvera pas plus demain qu'on n'a trouvé hier les justes limites où doit se tenir la réglementation, par la raison que ces limites n'existent pas ; qu'en pareille matière, tout est arbitraire, tout est vague, équivoque, contestable, contradictoire.

La loi veut régler les conditions de la vente des médicaments, et il lui est impossible de dire quelles sont les substances qui sont des médicaments, et quelles sont celles qui n'en sont point. Elle prohibe la vente des remèdes secrets, et c'est à qui lui démontrera, clair comme deux et deux font quatre, que le remède secret échappe à toute définition. Elle permet au fabricant de produits chimiques, au droguiste, au marchand de couleurs, à l'épicier même, de vendre des poisons violents à tout venant, pourvu qu'ils en vendent à la fois des quantités notables ; mais elle autorise le pharmacien seul à vendre ces poisons *à dose médicinale*. Or, qu'est-ce qu'une dose médicinale? Se compte-t-elle par grammes, décigrammes, centigrammes ou milligrammes? La loi ne le dit pas, et pour cause. Mais elle entend sans doute par dose médicinale la quantité voulue pour qu'une substance toxique agisse comme remède et non comme poison. D'où il résulte que le pharmacien, qui est un habile homme, peut vendre les poisons à la dose où ils sont inoffensifs, et qu'un ignorant peut vendre de ces mêmes poisons de quoi faire périr des familles entières ! Et tout le monde croit, dit et répète que si les empoisonnements ne sont pas plus fréquents, c'est grâce aux sages et sévères dispositions de la loi sur l'exercice de la pharmacie ! Pourtant, chose digne de remarque : dans presque tous les procès d'empoisonnement, les enquêtes établissent que le crime a été commis au moyen de substances que le coupable avait trouvé moyen de se procurer chez le pharmacien. Aucun empoisonneur ne songe, au contraire, à aller chercher des substances toxiques là où il en aurait à profusion et sans difficulté.

La loi soumet les pharmaciens à une visite, à une sorte d'inspection annuelle, faite par des professeurs de l'Ecole de pharmacie et de la Faculté de médecine, et qui est censée avoir pour but de vérifier la sincérité et la bonne qualité des matières qu'ils emploient. Il n'est personne qui ne sache que cette inspection est dérisoire, et qui la prenne au sérieux. En effet, le pharmacien ne soumet à l'examen des experts que les substances dont il est parfaitement sûr, et rien ne l'empêche d'en avoir d'autres en réserve, qui soient frelatées ou de qualité inférieure, et dont, la visite passée, il puisse faire usage toute l'année, jusqu'à la visite suivante. L'examen n'est et ne peut être d'ailleurs que très-superficiel, très-incomplet. Cette visite se réduit donc à une vaine formalité, à un semblant de vérification sans aucune valeur, et qui n'en aurait pas davantage quand même elle se renouvellerait une fois par mois ou par semaine, au lieu de ne se répéter qu'une fois l'an.

Mais à quoi bon refaire pour la centième fois la critique d'une loi que tout le monde abandonne aujourd'hui? Cette loi va être abolie. Par quel régime va-t'on la remplacer? Voilà la question qu'il s'agit de résoudre. Or, je l'ai dit dès le début : dans ma conviction, elle ne comporte qu'une seule solution logique, rationnelle, équitable, conforme à l'esprit de notre temps et de notre pays; et cette solution peut s'exprimer en trois mots : Liberté, Publicité, Responsabilité.

Liberté. Ce n'est pas la liberté *du pharmacien* que je veux dire, mais bien la liberté *de la pharmacie :* le droit pour tout citoyen d'établir à ses risques, périls et fortunes, un débit de drogues médicinales, au même titre qu'il peut établir un débit de produits chimiques, de couleurs et vernis, de denrées coloniales, de parfumerie, etc.; — de vendre, avec ou sans ordonnance de médecin, des remèdes simples ou composés, secrets ou non secrets ; — le tout, bien entendu, sous sa responsabilité, comme je le dirai plus loin.

Ce droit n'est, en réalité, que partie intégrante, pour ainsi dire, du droit général, imprescriptible, incontesté, que chacun a d'exercer son intelligence, de travailler, de trafiquer à sa guise. On le refusait naguère au boulanger et au boucher, qu'on se croyait obligé de soumettre à une réglementation et à une surveillance spéciales, dans l'intérêt de la subsistance et de la santé publiques. L'inanité des motifs sur lesquels s'appuyait cette exception a été reconnue. Aujourd'hui la boucherie et la boulangerie sont libres : personne n'en souffre, personne ne s'en plaint. Espérons qu'un jour la même chose arrivera pour la pharmacie. Ici se présentent toutefois des objections que beaucoup de personnes croient très-sérieuses. On dit notamment, — et j'emprunte le texte de cette objection capitale à un *Rapport sur les intérêts généraux de la pharmacie*, présenté par M. Boudet à la Société de pharmacie, le 5 août 1863, — on dit :

« Certes, si les médicaments n'étaient qu'une marchandise que chacun pût connaître et apprécier à sa juste valeur, si leur préparation, leurs caractères, leur puissance redoutable ne les distinguaient essentiellement des produits ordinaires de l'industrie et du commerce, il n'y aurait qu'une voix pour réclamer la liberté du commerce et de l'industrie du pharmacien. Mais en est-il ainsi? Si le public est capable, en général, de juger la marchandise qui lui est offerte, en est-il de même lorsqu'il se trouve en présence de ces agents, de ces mixtures, de ces composés énergiques dont le pharmacien est le dispensateur? Le public n'est-il pas alors, en quelque sorte, comme un mineur, et ne serait-il pas dangereux de l'émanciper et de le soustraire au patronage tutélaire qu'à l'exemple de notre vieille législation, nos lois les plus modernes lui ont assuré? »

Cette même objection, tant de fois reproduite, a été développée longuement, le 11 novembre de la même année, par M. Bussy, directeur de l'École de pharmacie, dans la séance solennelle de rentrée du 11 novembre 1863. Selon ce savant chimiste, « les hommes spéciaux qui ont quelque connaissance de ces matières auront peine à comprendre que de pareilles prétentions (les prétentions à la liberté) méritent une sérieuse réfutation. » Cette réfutation, il daigne pourtant l'entreprendre, et Dieu sait par quels arguments! « Tout gouvernement, dit-il par exemple, toute société prévoyante doit veiller avec la plus grande sollicitude à la santé de la population; c'est la conservation de la société elle-même, la condition de son développement dans l'avenir, etc. » Il va plus loin encore. Il est d'avis « qu'à un point de vue plus élevé encore, à un point de vue humanitaire et chrétien, l'Etat ne doit rien négliger de ce qui peut diminuer pour les citoyens les difficultés de la vie, de ce qui peut la prolonger en adoucissant les douleurs et les infirmités qui l'accompagnent inévitablement. CETTE OBLIGATION, QUE PERSONNE NE CONTESTE, sous quelle forme doit-elle se produire?... »

Certes, on a fusillé et déporté, en 1848 et 1849, des socialistes qui ne poussaient pas les principes du communisme aussi loin que M. le directeur de l'Ecole de pharmacie. Que dire de cette obligation de l'Etat — que, selon lui, PERSONNE NE CONTESTE, — de nous adoucir à tous les chemins de la vie, de nous choyer, soigner, dorloter, de veiller sur nous comme une tendre mère? D'après cela, l'Etat n'a plus qu'à se faire infirmier, précepteur, bonne d'enfant et femme de ménage. Il lui faut déléguer dans chaque maison des agents chargés de s'assurer que nous ne manquons de rien, que nous avons les pieds chauds, que nous évitons les courants d'air, que notre cuisine est bien faite, que nous ne buvons ni trop ni trop peu. Il lui faut tenir sous sa haute et paternelle surveillance, sous son contrôle incessant, non-seulement les médecins et les pharmaciens, les bouchers et les boulangers, mais les restaurateurs, les limonadiers, les crémiers, les épiciers, les pâtissiers. Il lui faut fermer les cabarets, réglementer le débit des boissons, prohiber l'usage du tabac et des liqueurs alcooliques, limiter la ration de vin de chaque citoyen, prendre en un mot toutes choses en sa main, et réaliser en France le charmant idéal exposé par feu M. Cabet dans son *Voyage en Icarie*. C'est bien là ce que veut M. Bussy, car, après s'être demandé sous quelle forme l'Etat doit remplir envers nous tous ses obligations (que personne ne conteste), il ajoute : « Il est une classe de citoyens sur la santé desquels l'Etat a plus particulièrement mission de veiller, c'est l'armée. Voyons-nous qu'il y donne à tout le monde le droit de traiter les malades, de préparer des médicaments?... Qui oserait lui conseiller, au nom de la liberté individuelle ou de la liberté industrielle, d'abandonner nos soldats aux soins de médecins officieux, aux prôneurs intéressés de médicaments plus ou moins secrets, etc.?... » — C'est ici le lieu de retourner à M. Bussy la phrase dédaigneuse que nous citions tout à l'heure : *Les hommes spéciaux qui ont quelque connaissance de ces matières auront peine à comprendre que de pareilles prétentions méritent une réfutation sérieuse*. Certes, ce n'est pas moi qui me permettrai de donner des conseils au gouvernement sur la façon dont il doit traiter ses soldats. Dans les hôpitaux militaires, dans les ambulances et à bord des navires, la médecine, comme le reste, se fait militairement. C'est tout simple. Et aussi n'a-t-on jamais songé à présenter l'armée, nécessairement assujettie à une discipline uniforme et sévère, comme l'asile de la liberté individuelle. Mais, à nous autres *pékins*, il nous est peut-être permis de trouver que nous avons quelque droit de vivre et d'agir à notre guise, d'avoir recours, pour la conservation ou le rétablissement de notre santé, de celle de nos femmes et de nos enfants, aux conseils et aux remèdes qui nous inspirent le plus de confiance. — Non, nous dit M. Boudet : vous êtes tous des ignorants, vous n'entendez rien à la médecine ni à la pharmacie, et si l'on vous laissait faire, vous seriez livrés à la merci des empoisonneurs. — Voyons un peu, et raisonnons froidement. Que le public soit étranger à la thérapeutique, ainsi qu'à la composition et à la préparation des médicaments, cela est incontestable. Mais s'ensuit-il nécessairement qu'il ne soit pas juge de la valeur des médicaments ? Ceci est une autre affaire. Un malade ignore, et peu lui importe, la nature des remèdes dont il fait usage ; mais il sent bien si un remède le soulage ou le guérit ; et d'ailleurs, la confiance ou la défiance que lui inspire, à tort ou à raison, tel ou tel remède, est pour beaucoup dans l'effet qu'il en ressent. Il n'est donc nullement nécessaire qu'il soit versé dans la connaissance des propriétés des drogues pour être juge, jusqu'à un certain point, de leur efficacité. En tout cas, les malades, pour l'ordinaire, ne se traitent pas eux-mêmes. Ils se font traiter par un médecin, et c'est alors le médecin qui prescrit le remède ; le pharmacien n'a rien autre chose à faire que de le délivrer au malade ! Or, est-il nécessaire à la sécurité, à la santé des citoyens, que l'homme qui leur prépare un remède sur ordonnance de médecin soit un bachelier ès lettres ou ès sciences ; qu'il ait étudié pendant trois ou quatre ans la physique, la chimie et l'histoire naturelle ; qu'il ait reçu des mains de l'Etat un diplôme de maître ou de docteur ? C'est ce que je crois pouvoir nier absolument.

En effet : 1° le pharmacien ne fabrique, ne prépare presque aucune de ses matières premières : il a tout avantage à les acheter chez le droguiste et chez le fabricant de produits chimiques et pharmaceutiques, — *qui sont dispensés du diplôme*, — et qui cependant, grâce à leur savoir, à leur expérience, à l'importance de leurs affaires, lui fournissent à bon compte d'excellents produits, qu'ils font venir des cinq parties du monde, ou qu'ils fabriquent dans les meilleures conditions et sous les meilleures garanties. Ainsi, matières minérales et végétales, oxydes, acides, sels, écorces, feuilles et fleurs, extraits, résines, huiles, essences, gommes, etc., — le pharmacien trouve tout chez le négociant en gros. Il n'a qu'à introduire chaque substance dans des bocaux étiquetés, pour l'y retrouver lorsqu'on vient la lui demander. Les préparations qu'il exécute sont des mélanges ou des combinaisons simples, dont la formule et les procédés lui sont donnés, soit par le *Codex*, soit par des manuels pratiques, soit même par les ordonnances des médecins, — à moins qu'il ne veuille innover, composer lui-même de nouveaux remèdes ; ce qu'il ne peut faire que dans la limite de ses connaissances.

Mais on m'arrête ici et l'on me dit : « Si l'on cesse d'exiger le diplôme, tel pharmacien ignorant, connaissant à peine les noms de ses drogues et mal instruit de leurs propriétés, voudra innover, lui aussi. La soif du gain, la vanité le pousseront à fabriquer des spécifiques, des remèdes secrets, dans lesquels il introduira sans discernement des substances toxiques, et il empoisonnera son monde. » Je pourrais, pour la réponse à cette objection, renvoyer purement et simplement au chapitre de la *Responsabilité ;* mais je dirai dès à présent qu'une telle crainte est chimérique.

Les parfumeurs et les confiseurs, gens fort ignorants pour la plupart, et sans le moindre diplôme, fabriquent et débitent diverses préparations soi-disant hygiéniques, dans lesquelles ils se gardent bien de faire entrer des substances toxiques, bien qu'ils aient forcément à leur disposition, — les premiers surtout, — plusieurs de ces substances. L'administration a cru devoir leur imposer à cet égard certains règlements, qui n'entravent point leur liberté et leur indiquent seulement la plupart des matières dont ils doivent éviter l'emploi. Un simple avis, une instruction émanée de l'Académie de médecine, ou de l'Académie des sciences, ou du Conseil d'hygiène, eût atteint le même but.

Quant aux pharmaciens, il leur sera toujours facile d'acquérir, par des études peu coûteuses, par un apprentissage de deux ou trois ans, les connaissances nécessaires pour reconnaître, peser, triturer et mélanger les drogues de leur pharmacopée : ce qui n'empêchera nullement que ceux qui auront l'ambition d'exceller dans leur art, de le perfectionner, de se livrer à des recherches scientifiques, ne se préparent à ces honorables et utiles travaux par des études plus sérieuses et plus élevées. Les fabricants de produits chimiques et pharmaceutiques et les droguistes, auxquels des connaissances profondes, tant théoriques que pratiques, sont incomparablement plus nécessaires qu'aux pharmaciens, et dont la loi, — par une anomalie dont je suis loin de me plaindre, car elle fournit un argument sans réplique à l'appui de ma thèse, — dont la loi, dis-je, n'exige aucun diplôme, n'ont besoin d'autres stimulants que leur intérêt et leur amour-propre pour préluder par de fortes études à l'exercice de leur savante profession. Et ceux d'entre eux qui sont simplement des spéculateurs, des industriels sans instruction scientifique, savent bien trouver d'habiles chimistes pour diriger leurs ateliers, de même que d'autres savent trouver des ingénieurs pour exploiter des mines, construire des machines, etc.

2° Le pharmacien savant, — puisque savant il y a, — lorsque son officine a quelque importance, ne fait rien ou presque rien par lui-même : il est assisté de jeunes gens qui seront aussi sans doute un jour des savants à diplôme, — et alors ils feront comme leur patron, — mais qui, en attendant, sont les vrais pharmaciens de l'officine ; — qui triturent, manipulent, pèsent, délivrent, étiquètent les médicaments, exécutent les ordonnances. En général, il faut le dire, ils s'acquittent de ce travail avec beaucoup d'intelligence et de conscience, et ne commettent que très-rarement des erreurs graves ; en un mot, ils se montrent tout à fait aptes à tenir seuls l'officine, et le diplôme qu'ils prennent n'ajoute rien à leur capacité. Remarquons ici, — pour faire ressortir une fois de plus tout ce qu'il y a d'arbitraire dans la réglementation, — remarquons que la loi institue des pharmaciens de seconde classe. Ceux-ci, évidemment, sont réputés moins habiles que ceux de première classe, et pourtant on leur reconnaît la capacité suffisante pour exercer la pharmacie. — Alors à quoi bon les pharmaciens de première classe ? — Il est vrai que les pharmaciens de deuxième classe, comme les officiers de santé, ne sont admis à exercer que dans le département où le diplôme leur a été délivré. Mais c'est là encore une de ces anomalies, de ces inconséquences qui défient toute justification. Pourquoi un homme qui peut traiter des malades ou débiter des drogues dans le département de Seine-et-Oise, ne le peut-il pas également dans le département de Seine-et-Marne ? C'est ce que personne n'a jamais pu dire. Passons.

3° Nous l'avons vu plus haut, le pharmacien savant, breveté au nom de l'Etat, est forcément entraîné à devenir le concurrent du médecin. Un grand nombre de personnes trouvent plus court et plus économique de s'adresser directement à lui, et si, par un honorable scrupule de conscience, il leur refuse ses avis, elles s'en vont trouver un autre apothicaire plus accommodant, qui s'assure leur clientèle par ses judicieux avis, et leur fait accepter sans difficulté tous les sirops, juleps et opiats qu'il trouve profitable de leur vendre.

L'Etat peut-il s'opposer à cette usurpation ? Selon moi, il n'en a ni le pouvoir ni le droit, chacun pouvant à son gré demander et suivre tels conseils qu'il lui plaît pour le rétablissement de sa santé. Que l'administration n'admette que des médecins et des pharmaciens de son choix pour le service des hôpitaux tant civils que militaires, où les malades sont traités *gratuitement*, il est évident que personne ne saurait lui en faire un reproche, et que les malades particulièrement seraient malvenus à s'en plaindre. Mais, n'en déplaise à M. Bussy, les personnes qui payent pour se faire guérir sont bien libres de s'adresser partout où, à tort ou à raison, elles croient apercevoir la garantie, l'espoir d'un résultat favorable ; — de recourir même à des empiriques, à des rebouteurs, à des somnambules ; d'acheter des spécifiques ou des remèdes secrets. Le droit de se tromper, de s'égarer, de n'avoir pas le sens commun, est un droit aussi sacré que tout autre, et sans lequel il n'y a point de liberté réelle. L'Etat n'a pas plus mission d'enseigner aux gens la vérité médicale que la vérité religieuse ou philosophique. Lorsqu'il s'immisce en de pareilles affaires, il sort de ses attributions, qui consistent exclusivement à faire, au nom des départements, des communes, des individus, ce que les départements, les communes, les individus ne peuvent faire par eux-mêmes. En matière scientifique, sa compétence est absolument nulle. Dès qu'il prétend réglementer l'exercice des professions médicales, il est forcément conduit à adopter un système et à s'y tenir, à créer une médecine et une phrmaceutique de l'Etat, comme il y avait autrefois une religion de l'Etat. Et qu'est-ce qui prouve que le système qu'il adopte est en possession de la vérité? Rien ; d'autant que tous les hommes compétents et de bonne foi sont obligés de reconnaître qu'il n'y a point de vérité médicale ; que si l'on est arrivé à un certain degré de certitude dans le diagnostic des maladies, on ne sait presque rien de leurs causes ; que quant à leur traitement, tout est incertitude et tâtonnement; que les moyens curatifs pour une même maladie varient à l'infini selon les temps et les lieux ; que tous les systèmes possibles sont soutenables, tous s'appuient sur des résultats, tous comptent des triomphes à côté de leurs échecs. Que vient donc faire l'Etat au milieu de cette mêlée ? Que signifie, en présence d'un tel état de choses, cette sorte de catéchisme pharmaceutique immuable et soi-disant infaillible, qu'on nomme le *Codex ?* Si un illustre docteur a pu prononcer en pleine tribune académique cette parole, contre laquelle aucun de ses confrères n'a protesté : *L'art médical est un empirisme raisonné*, que dire donc de la pharmacie ? Est-ce qu'on s'imagine que les médecins et les pharmaciens éclairés eux-mêmes prennent au sérieux tout cet arsenal de drogues minérales ou organiques, simples ou composées, qui encombrent les officines, et qu'ils les croient tout de bon utiles à l'humanité ? Ils savent fort bien qu'une trentaine au plus de ces innombrables substances suffisent au traitement de toutes les affections connues ; — que la plupart des maladies se terminent d'elles-mêmes, soit par la guérison du malade, soit, — beaucoup plus rarement, Dieu merci, — par la mort, sans que la thérapeutique ait autre chose à faire que d'en surveiller la marche et d'en prévenir ou d'en atténuer les écarts ; — qu'en conséquence, la meilleure médecine est celle qui médicamente le moins, en d'autres termes, celle qui fait le moins usage de préparations pharmaceutiques ; — que d'ordinaire, le médecin qui prescrit une potion ou une tisane, n'a d'autre but que de satisfaire le client, lequel se croirait abandonné, trahi, frustré, si la consultation du docteur ne se traduisait pas par une ordonnance ; — qu'enfin, pour trancher le mot, la pharmacie est un art, une industrie de convention, reposant presque entièrement sur des fictions, sur des besoins imaginaires, et ne méritant point à beaucoup près de donner tant de souci au législateur, non plus que de former une branche du haut enseignement national.

Si la pharmacie a rendu des services réels, c'est en devenant une pépinière d'où sont sortis quelques savants, lesquels ont conquis une place éminente en s'occupant de toute autre chose que de pharmacie. Qu'elle puisse être, dans un avenir plus ou moins éloigné, une annexe, une auxiliaire vraiment utile de l'art médical, lorsque celui-ci reposera lui-même sur des données un peu plus certaines : il serait téméraire et peut-être injuste de le nier. Aussi ne prétendons-nous point que l'enseignement scientifique préparatoire à l'exercice de cette profession doive disparaître. Je crois, au contraire, qu'il subsistera quand même, mais que ce n'est point à l'État qu'il appartient de le dispenser. C'est assurément une des plus déplorables erreurs enracinées dans l'esprit français par la funeste habitude de la tutelle gouvernementale, que de s'imaginer qu'aucune chose ne peut être faite et bien faite, dans l'intérêt général, que par l'État. C'est tout le contraire qui est la vérité. L'histoire du passé et celle de notre époque sont là pour prouver que la vie, le mouvement, le progrès sont absents de toutes les entreprises où l'action, nécessairement uniforme et indifférente, de l'État se substitue à l'activité individuelle, toujours stimulée par l'intérêt, par l'amour-propre, par le désir de l'emporter sur des rivaux, de les dépasser en fortune et en renommée. Tant que l'École de pharmacie sera une institution de l'État, elle est condamnée à l'immobilité ; on y enseignera dans cinquante ans, — et de la même manière, — ce qu'on y enseigne depuis l'origine. Elle ne s'ouvrira jamais à aucun système nouveau : ne faut-il pas respecter et faire respecter le dépôt sacré de la tradition? Demandez à M. Bussy, et vous verrez ce qu'il vous répondra. Que la pharmacie, considérée comme art, soit en progrès ou en décadence ; qu'en tant qu'industrie et commerce elle suive une marche prospère ou penche vers sa ruine, cela ne regarde ni l'École ni la Faculté. Les écoles et les facultés sont immuables. Les mêmes professeurs y répètent toute leur vie les mêmes leçons, sans s'inquiéter de savoir si leurs élèves sont rares ou nombreux, s'ils profitent ou ne profitent pas de leur enseignement. Avec la liberté tout change de face, tout s'anime et s'éclaire. Que demain l'État déclare renoncer à l'enseignement de la pharmacie : aussitôt les maîtres, si jaloux du relief de leur art, s'empresseront d'appeler autour d'eux la jeunesse studieuse ; des écoles rivales s'ouvriront : chacun s'attachera au professeur dont les idées lui seront le plus sympathiques ; maîtres et disciples rivaliseront à l'envi de zèle pour le progrès de la science, et les diplômes, les brevets de capacité conquis dans ces libres arènes vaudront bien ceux qui s'achètent actuellement avec beaucoup d'argent, — beaucoup de travail aussi, mais d'un travail uniforme, où manque l'attrait de l'imprévu, le mobile de l'émulation et le sentiment de la personnalité.

Dans la pratique même de la pharmacie, les mêmes causes engendreraient indubitablement les mêmes effets. Loin de déchoir par la liberté, la pharmacie ne pourrait que se relever : les ignorants et les insouciants, s'il s'en trouvait dans son sein, seraient bientôt vaincus et forcés à la retraite par la supériorité de leurs confrères éclairés et laborieux.

C'est presque un argument banal que de citer encore, en faveur de la liberté, l'exemple de l'Angleterre. Et pourtant cet exemple est tellement significatif, qu'il est impossible de n'en être pas frappé. Ceux même de nos libéraux qui, par la crainte de heurter trop vivement nos préjugés gouvernementalistes et centralistes, n'osent réclamer ostensiblement que la liberté du pharmacien, sont entraînés, par le spectacle de ce qui se passe chez nos voisins, à conclure à la liberté de la pharmacie.

« En Angleterre et dans l'Amérique du Nord, où dominent depuis longtemps les grands principes de liberté politique et commerciale, dit M. C. Labélonye [1], l'exercice des professions médicales n'est soumis à aucune législation spéciale.

« Par respect pour la liberté individuelle, la loi laisse à chacun le droit de prendre soin de sa santé comme il l'entend. Les diplômes ne donnent droit à aucun privilége exclusif pour le traitement des maladies ou la vente des médicaments....

« Mais si le gouvernement et les législateurs de l'Angleterre n'ont pas cru devoir porter atteinte, même sur ce point, à la liberté individuelle, dont les Anglais sont si jaloux et si fiers à juste titre, ils ont parfaitement compris qu'il était de l'intérêt de tous que ceux qui se livrent à l'exercice de la pharmacie possédassent une connaissance approfondie des sciences physiques et chimiques.

[1] *De l'organisation de la pharmacie dans les principaux Etats de l'Europe*, 1 vol. in-18. Paris, 1863, Asselin, éditeur.

« Convaincus que le diplôme constitue un titre puissant à la confiance de tous, ils n'ont permis qu'à ceux qui l'ont conquis à la suite d'épreuves scientifiques sérieuses, de prendre le titre qu'il confère.

« Il ont voulu que chacun sût quelles garanties lui étaient offertes par les divers individus qui se livrent à la vente des médicaments.

« L'Etat n'entretient, du reste, aucun établissement chargé de dispenser l'enseignement pharmaceutique et de délivrer le diplôme légal, comme cela se pratique en France et en Espagne...

« En Angleterre, tout est laissé sur ce point, comme sur beaucoup d'autres, à l'initiative individuelle, qui, grâce au développement de l'esprit d'association, a su créer tant et de si utiles institutions qui sont une des gloires de ce grand pays. Le gouvernement se borne à encourager et à favoriser de tout son pouvoir cet esprit d'association. »

Telle est la situation de la pharmacie en Angleterre. Voyons ce qui en résulte. Ceux qui ont pu comparer à Londres, en 1862, l'exposition des produits pharmaceutiques de la Grande-Bretagne à celle des pays où fleurit le système réglementaire, et notamment de la France, et qui ont bien voulu juger les choses sans prévention et sans parti pris, savent à quoi s'en tenir à cet égard.

Ecoutons plutôt l'honorable rapporteur de la commission française, M. Menier, — qui, je l'ai dit plus haut, ose seulement demander la liberté du pharmacien, — et qui pourtant n'a pu s'empêcher de rendre hommage, dans son rapport, à la vraie liberté, telle que la pratiquent les Anglais.

Après avoir constaté la supériorité des produits britanniques sur les nôtres et tracé un tableau malheureusement exact de l'état stationnaire où languit la pharmacie française, garrottée par les liens d'une législation étroite et surannée, M. Menier ajoute :

« En Angleterre, la profession de pharmacien est libre. Le diplôme
« même n'est imposé qu'à celui qui veut prendre le haut titre de *phar-*

« *maceutical chemist.* On a pu juger, par l'Exposition, que la pharma-« cie est dans ce pays une industrie prospère. Nous y avons vu un « grand nombre de médicaments très-bien faits, une émulation très-« vive entre les exposants : ils tiennent à honneur de faire constater « par le jury leur mérite particulier dans la préparation des teintures, « des infusions, des esprits, des extraits, des pastilles, etc., etc., « parce qu'ils apportent dans ces préparations quelque chose de leur « initiative personnelle.

« Cette liberté, qu'on déplorerait dans nos écoles, a ce résultat « considérable que, pour une population moindre que celle de la « France, il y a en Angleterre sept à huit mille pharmaciens. Le champ « du travail y est largement agrandi. La santé générale du peuple an-« glais gagne-t-elle quelque chose à cette liberté? Quelles que soient « les objections de détail, on peut répondre qu'elle n'y perd pas, « puisque la durée de la vie moyenne y est sensiblement la même « qu'en France.

« *En France on croit beaucoup trop aux inconvénients de la liberté* « *de l'industrie pharmaceutique, et pas assez aux avantages qu'elle* « *peut donner.* »

On conçoit qu'un exemple aussi probant gêne fort les partisans de la réglementation. Aussi, sans pouvoir rien alléguer de sérieux à l'encontre, pensent-ils se tirer d'affaire en disant, — je ne sais sur quelles présomptions, — que les Anglais eux-mêmes sont las de cette liberté tant vantée, et s'apprêtent à y renoncer.

M. le professeur Guibourt, répondant directement à M. Menier, s'exprime ainsi :

« Je ne sais si les pharmaciens anglais seront bien flattés de ce « qu'on donne pour preuve de l'excellence du système de liberté dont « ils jouissent que, malgré leur nombre plus considérable, la durée de « la vie humaine est sensiblement la même en Angleterre qu'en France. « Tout ce que nous pouvons dire, c'est qu'en Angleterre on est si peu « satisfait de ce système de liberté, qu'il est fortement question d'y « rendre le diplôme de pharmacien obligatoire, comme en France. »

Je ne m'arrêterai pas sur l'insinuation quelque peu perfide par laquelle M. Guibourt fait dire à M. Menier ce qu'il ne dit pas, à savoir : que *malgré* le nombre plus grand des pharmaciens, on ne meurt pas plus en Angleterre qu'en France. M. Menier dit que la liberté rend la pharmacie prospère; et il en donne pour preuve le nombre de ceux qui se livrent à cette industrie ; puis il ajoute que le peuple anglais ne s'en trouve pas plus mal. Il n'y a là évidemment rien dont les pharmaciens anglais puissent n'être pas flattés. Quant aux tendances réactionnaires qui, d'après le savant professeur, se manifestent de l'autre côté du détroit, j'ignore ce qu'elles peuvent avoir de réel. Il ne serait point étonnant qu'un certain nombre de pharmaciens, vaincus dans le champ clos de la concurrence, ou trouvant leurs rivaux trop nombreux, jugeassent plus commode un système qui les débarrasserait d'une partie de ces rivaux et leur permettrait de reposer sur le mol oreiller du privilége, à l'ombre d'une protection légale. La liberté ne fait pas le compte des paresseux. Mais il reste à savoir si l'opinion publique et le gouvernement voudront sanctionner ces prétentions. En tout cas, cela ne prouverait absolument rien contre l'excellence de la liberté ; pas plus que l'établissement en Angleterre d'un despotisme autocratique ne prouverait contre l'excellence du régime constitutionnel et libéral ; et parce qu'il plairait aux Anglais de retourner en arrière, ce ne serait pas une raison pour que la France s'abstînt de faire un pas en avant.

Publicité et responsabilité. Ces deux derniers termes de la formule que nous avons proposée comme fournissant la solution du problème sont inséparables, et complètent nécessairement le premier.

La publicité et la responsabilité sont à la fois le correctif et la sanction de la liberté. En matière commerciale, la publicité donnée au genre d'industrie exercé, à la qualité de celui qui l'exerce, à la nature de ses produits, — alors même qu'elle revêt un caractère de charlatanerie, — la publicité, dis-je, est toujours un service rendu au consommateur. Elle l'informe de l'existence des objets susceptibles de satisfaire ses besoins, — du lieu où il les trouvera, des conditions auxquelles il peut se les procurer, des avantages qu'il a lieu d'en attendre. — C'est à chacun de voir ce qui lui convient ou ne lui convient pas, de faire la part de l'exagération et du *humbug*, de s'assurer, par des informations directes, de ce qu'il y a de vrai dans les promesses qu'on lui fait. Sans la publicité, sans le droit de faire connaître, par voie d'annonce, d'affiches, de prospectus, d'articles de journaux, de brochures, de livres même, les inventions qu'on croit avoir réalisées, les perfectionnements qu'on croit avoir apportés dans telle ou telle fabrication, — il n'y a pas de commerce, pas d'industrie! c'est d'ailleurs seulement grâce à la publicité que le contrôle des erreurs, des hâbleries, des tromperies est possible. Aussi le droit de publicité doit-il appartenir également à l'éloge et à la critique. C'est une arène où chacun combat pour soi, où chacun défend son intérêt et sa renommée, et dont le public est juge. Refuser aux pharmaciens, sous prétexte qu'ils ne sont ni des commerçants ni des industriels, la faculté d'user de ce moyen acquis à tout le monde, pour propager la vente de leurs produits et appeler l'attention sur leur travaux, est une prétention insoutenable, et dont le plus vulgaire bon sens suffit pour faire justice. Chacun, encore une fois, est juge de sa dignité, et il n'existe plus, Dieu merci, de corporations qui aient le pouvoir de tracer et d'imposer à leurs membres la conduite qu'ils doivent tenir dans l'exercice de leur profession[1].

Lorsque je parle, d'ailleurs, de publicité, j'en admets deux espèces : l'une est la publicité facultative, que chacun entend et pratique à sa façon, par laquelle il se reconnaît, vis-à-vis du public, responsable de la sincérité de ses promesses ; l'autre est la publicité que la loi peut et doit imposer à tous ceux qui offrent au public des services de quelque nature qu'ils soient, et qui est la garantie indispensable de leur responsabilité vis-à-vis de la loi.

Il est aisé de voir que cette dernière sorte de publicité, imposée au pharmacien libre, conformément aux règles du droit commun, suffirait largement pour conjurer les malheurs épouvantables qui, au dire des peureux, viendraient fondre sur nous le jour où il serait loisible à tout citoyen de vendre des remèdes.

[1] Je me trompe, il y en a une : c'est l'ordre des avocats. Mais les avocats sont presque des magistrats ; ils sont assermentés, et la loi se montre encore libérale envers eux, en leur permettant de former une sorte de petite république se gouvernant par ses propres lois.

Le pharmacien serait tenu, par exemple, de déclarer son intention d'ouvrir une officine, soit à titre d'entreprise unique, soit comme annexe d'un autre commerce. Il devrait exhiber ses diplômes, s'il en a, et faire connaître le lieu où serait établie son officine, etc. Il ne pourrait inscrire sur son enseigne d'autres titres que ceux dont il serait légitimement pourvu. Tout flacon, boîte, paquet, délivré par lui, devrait porter une étiquette indiquant son nom, son adresse et la nature de la substance contenue dans lesdits flacons, boîtes, etc. Les ordonnances de médecin exécutées par lui devraient, comme cela a lieu maintenant, être rendues au client après avoir été revêtues du cachet de la pharmacie. Tout accident occasionné par un remède que le pharmacien aurait vendu pourrait ainsi donner lieu à une enquête, à la suite de laquelle le délinquant serait passible des peines portées par la loi contre ce genre de délit : peines qui pourraient être très-sévères.

J'ose affirmer que ces prescriptions, jointes à l'intérêt même que chaque pharmacien aurait à satisfaire sa clientèle, et à la circonspection que les citoyens mettraient dans le choix de leur pharmacien, suffiraient largement pour ôter aux ignorants et aux charlatans l'envie d'embrasser une profession à laquelle ils ne seraient pas aptes, et pour assurer contre toute méprise, contre toute fraude funeste, la santé et la vie des citoyens.

Je ne parle pas des dispositions de la loi sur les falsifications, qui conserveraient, bien entendu, leur pleine et entière vigueur dans le nouvel ordre de choses.

Et maintenant, qu'on me permette, comme dernier argument, une comparaison.

Supposons un pays — il en existe peut-être — où la profession d'architecte soit réglementée comme l'est aujourd'hui chez nous celle de pharmacien. Supposons qu'il se trouve dans ce pays quelqu'un d'assez hardi pour oser demander la *liberté de l'architecture*. Entendez-vous d'ici les protestations de ces gens timorés qui frémissent à la seule pensée de n'être plus soutenus par les lisières de l'Etat ? « Quoi ! diraient-ils, le premier ignorant venu, un homme sans diplôme, qui ne connaîtrait même pas le dessin linéaire et la coupe des pierres, — encore moins la statique et la géométrie, — pourrait construire des maisons et des palais? Mais ce serait affreux! Il n'y aurait plus de sécurité pour personne. Les maisons construites par ces architectes de rencontre seraient des baraques qui crouleraient au bout de quelques jours, écrasant sous leurs décombres des familles entières! Arrière, novateur! Et vous, législateurs, qui avez mission de veiller sur nous, gardez-vous de prêter l'oreille aux suggestions de cet insensé! »

Certes, ce langage aurait de quoi convaincre bien des gens. Il n'est pas, en effet, d'art qui exige des connaissances spéciales plus sérieuses, des combinaisons plus habiles et plus étudiées, que l'art de construire des maisons; et en abandonner l'exercice au premier venu, cela semble une coupable imprudence. Non-seulement l'architecte, mais le maître maçon, le maître charpentier doivent être des hommes entendus et instruits en leur genre. Une erreur commise par eux peut entraîner des sinistres horribles.

Et pourtant, en France même, l'architecture est libre. Tout le monde, sans avoir subi d'examens, peut se mêler de bâtir. Voyons-nous que cette liberté entraîne la décadence de l'art, la perte de sa dignité? Qu'elle compromette la sûreté des habitants? Que des ignorants s'avisent de s'improviser architectes et de construire des édifices voués à une ruine prochaine et inévitable? Pas précisément.

Pourquoi donc la pharmacie, qui, soit dit sans offenser messieurs les pharmaciens, n'exige pas des connaissances théoriques et pratiques plus transcendantes que l'architecture, — pourquoi la pharmacie ne pourrait-elle être exercée que par des chimistes patentés, diplômés et privilégiés?...

La cause que je viens de plaider n'est pas populaire en France, je le sais. Je m'en console et je prends confiance, en songeant qu'elle compte, parmi les esprits les plus sages et les plus éclairés, des partisans convaincus; car les idées auxquelles appartient l'avenir ne prennent pas naissance au sein de la foule ignorante : elles sont le fruit lentement mûri de la science et de la raison. Leur triomphe est longtemps retardé par les préjugés du vulgaire ; mais il n'en est que plus assuré et plus durable. Je ne puis mieux terminer qu'en citant quelques paroles d'un jurisconsulte et publiciste éminent, qui est aussi l'un des plus éloquents défenseurs de la liberté.

« L'homme, dit M. Ed. Laboulaye [1], est fait pour agir à ses risques et périls. C'est sa responsabilité qui fait sa force et sa grandeur. On tombe en essayant de marcher, on se blesse en maniant un outil, on se ruine en cherchant la fortune, on se noie en passant la mer ; cependant l'Etat n'imagine pas aujourd'hui d'empêcher les citoyens de remuer, de naviguer, de se servir de leurs mains et de leur argent. Cette maxime fameuse (*Il vaut mieux prévenir que réprimer*) n'a donc qu'une portée très-courte ; elle est à l'adresse des magistrats, dont le devoir est d'arrêter, avant l'entier achèvement, un crime déjà commencé ; mais elle ne va pas plus loin, et ne concerne en rien l'exercice de nos facultés. Juste dans ces étroites limites, cette maxime est fausse et mauvaise dès qu'on veut l'étendre hors de son domaine ; car, pour prévenir un mal incertain, elle empêche beaucoup de bien. La révolution française est tout entière dirigée contre cette fausse politique ; le véritable bienfait de 1789, c'est d'avoir émancipé l'individu de la tutelle de l'Etat. »

[1] *Le parti libéral, son programme et son avenir,* 1 vol. in-8. 1863. Paris, Charpentier, éditeur.

FIN.

APPENDICE

—

BIBLIOGRAPHIE

Ceux de mes lecteurs qui désireraient étudier plus à fond la question de la liberté de la pharmacie ne me sauront pas mauvais gré, je pense, de leur indiquer les *pièces justificatives* qu'ils pourront consulter avec le plus de fruit.

Je dois placer en première ligne le savant ouvrage de M. C. Labélonye :

De l'organisation de la pharmacie dans les principaux États de l'Europe. 1 vol. grand in-18. Paris, 1863, chez Asselin, libraire de la Faculté de médecine.

Ce livre est extrêmement instructif. Il renferme le texte exact et complet des lois, décrets, ordonnances, etc., qui règlent l'exercice de la pharmacie en France, en Belgique, en Italie, en Espagne, en Allemagne, en Autriche et en Angleterre. On y trouve notamment, *in extenso*, pour la France : l'édit de 1777; les lettres patentes de 1780; la loi du 21 germinal an XI; le décret du 25 prairial an XIII, relatif aux remèdes secrets; l'ordonnance du 27 septembre 1840, sur l'organisation des écoles de pharmacie; le décret du 3 mai 1850, sur les remèdes nouveaux, etc.; — pour l'Angleterre : le règlement de la Société pharmaceutique de la Grande-Bretagne, du 18 mai 1854, et la *Charte d'incorporation* de cette Société.

M. Labélonye est un progressiste, partisan déclaré de la liberté de la pharmacie, *sous la garantie du diplôme*. C'est aussi un défenseur des *spécialités* et des annonces pharmaceutiques, dont il plaide la cause dans ses Lettres sur l'exercice de la pharmacie, adressées au rédacteur de la *France médicale et pharmaceutique*.

Les mêmes opinions sont soutenues avec beaucoup de chaleur et de conviction par M. Jules Caroz, dans une brochure ayant pour titre : La Pharmacie ; ce qu'elle est ; ce qu'elle doit être, avec cette épigraphe : *Amicus Plato, sed magis amica veritas*. In-8 de 160 pages. Paris, 1864, chez l'auteur, rue de Paris, 44, à Belleville.

Le conseil de la Société de prévoyance entre les pharmaciens du département de la Seine a publié, *sur le projet de loi à l'étude, relatif à l'exercice de la pharmacie*, des Observations tendant à obtenir une réforme de la loi actuelle, mais toujours dans le sens de la réglementation. Ces messieurs déclarent même que la limitation du nombre des pharmacies leur paraîtrait le meilleur remède *aux maux* de leur profession. Ils ajoutent, à la vérité : « Cette demande a été si mal accueillie jusqu'ici, en dehors du corps pharmaceutique, que nous n'osons la reproduire; » mais ils ne laissent cependant pas d'y revenir encore avec une certaine insistance. Ils réclament d'ailleurs la suppression des herboristes et l'interdiction rigoureuse de la vente des médicaments par les établissements de charité, par les médecins et les vétérinaires.

Je ne sais comment concilier ces *observations*, passablement réactionnaires, avec un autre mémoire émané de la même Société, et qui semble avoir été inspiré par des idées tout opposées. C'est ce dernier mémoire que M. le professeur Guibourt a entrepris de réfuter dans une brochure dont voici le titre : Observations sur un mémoire présenté a M. le ministre de l'agriculture et du commerce *par la Société de prévoyance entre les pharmaciens du département de la Seine*. In-8. Reims, imprimerie de P. Dubois, 1864.

M. Guibourt, qui tient franchement pour la protection et la réglementation, fait preuve, dans ce travail, de plus de logique que n'en montrent ses adversaires, et découvre aisément le point où le régime actuel les blesse.

Il paraît que la ville de Reims est une des places fortes de la réaction pharmaceutique. C'est là que M. Guibourt a fait imprimer sa brochure. C'est là aussi que siége le Cercle pharmaceutique de la Marne. Le compte rendu des travaux de cette Société pour les années 1862 et 1863 renferme plusieurs rapports et discours qui montrent quelle haute idée MM. les pharmaciens rémois ont de leur importance, et combien ils sont jaloux de leurs priviléges.

Les mêmes sentiments se retrouvent dans un Mémoire adressé a M. le ministre de l'agriculture et du commerce sur les réformes a introduire dans les règlements qui régissent l'exercice de la pharmacie, au nom de la commission nommée par les congrès de Poitiers et de Toulouse. Ce mémoire est fort curieux. MM. les apothicaires poitevins et toulousains demandent, entre autres choses : *que l'obligation impraticable et inobservée de ne délivrer aucun médicament sans ordonnance de médecin ne figure plus dans la loi, et que l'exercice de la médecine soit rigoureusement défendu au pharmacien.*

Les livraisons de septembre, octobre et novembre 1863 du *Journal de pharmacie et de chimie*, publié à Paris, chez Victor Masson et fils, contient plusieurs documents d'une haute importance, notamment le *Rapport sur les intérêts généraux de la pharmacie*, lu à la Société de pharmacie, le 5 août 1863, par M. Boudet, et le discours prononcé par M. Bussy à la séance solennelle de rentrée de l'École supérieure de pharmacie le 11 novembre 1863. J'ai cité et réfuté, je crois, les points les plus saillants de ces deux discours ; mais ils méritent d'être lus en entier et médités avec recueillement.

Le Rapport de M. Menier sur les produits pharmaceutiques a l'exposition internationale de 1862 établit, comme je l'ai dit, entre la pharmacie libre et la pharmacie réglementée, une comparaison d'autant plus significative, que l'auteur ne semble pas en avoir mesuré toute la portée, et que, voulant plaider pour la liberté limitée, il a conclu, comme à son insu, à la liberté illimitée.

Je ne dirai rien de quelques pièces lithographiées ou même manuscrites qui m'ont été communiquées d'une manière toute confidentielle. Il en est une pourtant que j'aurais été heureux de pouvoir reproduire. C'est une lettre d'un pharmacien de mes amis, M. P. R., qui m'a fait l'honneur et, je puis bien ajouter, le plaisir de me déclarer « qu'il partage mes idées en matière de liberté pharmaceutique. » Cette lettre est pleine de choses sensées ; mais mon ami n'y ménage pas assez ce qu'il appelle la vanité de ses confrères, pour que j'ose me permettre de le citer. Les pharmaciens, dit-on, sont aussi irritables que les poëtes, et leur ressentiment n'est pas moins à craindre que celui des médecins.

Paris. — Typographie HENNUYER ET FILS, rue du Boulevard, 7.

www.ingramcontent.com/pod-product-compliance
Ingram Content Group UK Ltd.
Pitfield, Milton Keynes, MK11 3LW, UK
UKHW012109240726
13965UKWH00004B/1658

9 782013 462037